NOTICE

SUR LA SOURCE MINÉRALE DE SERMAIZE

(MARNE).

CHALONS-SUR-MARNE, IMPRIMERIE E. LAURENT.

SOCIÉTÉ D'AGRICULTURE, COMMERCE, SCIENCES ET ARTS
Du département de la Marne.

NOTICE

SUR

LA SOURCE MINÉRALE DE SERMAIZE (MARNE)

ET

RAPPORT

Sur un ouvrage de M. le docteur J.-Ch. HERPIN (de Metz), intitulé :

ÉTUDES MÉDICALES, SCIENTIFIQUES ET STATISTIQUES

SUR LES PRINCIPALES SOURCES D'EAUX MINÉRALES DE FRANCE, D'ANGLETERRE
ET D'ALLEMAGNE,

Lus dans la séance du 18 novembre 1857,

Par M. HIPPOLYTE FAURE,

Pharmacien de 1re classe, bachelier ès-sciences, membre du Conseil départemental d'hygiène publique et de salubrité, vice-secrétaire-archiviste de la Société d'agriculture, commerce, sciences et arts du département de la Marne, membre correspondant de la Société d'émulation pour les sciences pharmaceutiques, etc.

CHALONS,

LAURENT, IMPRIMEUR-LIBRAIRE,
Rue d'Orfeuil, 14—16.

1858.

NOTICE

SUR

LA SOURCE MINÉRALE DE SERMAIZE (MARNE)

ET

RAPPORT

Sur un ouvrage de M. le docteur J.-Ch. HERPIN (de Metz), intitulé :

ÉTUDES MÉDICALES, SCIENTIFIQUES ET STATISTIQUES

SUR LES PRINCIPALES SOURCES D'EAUX MINÉRALES DE FRANCE, D'ANGLETERRE
ET D'ALLEMAGNE,

Lus dans la séance du 15 novembre 1857,

Par M. HIPPOLYTE FAURE.

MESSIEURS,

Parmi les moyens dont la thérapeutique dispose pour le soulagement des malades, l'usage des eaux minérales est un des plus efficaces, et l'on peut croire qu'il est appelé à devenir de jour en jour plus fréquent.

La facilité des communications, la rapidité avec laquelle s'opèrent les déplacements, l'élévation de l'aisance générale, augmentent chaque année le chiffre des personnes qui profitent de ce mode de traitement.

Mais dans le nombre si considérable de sources qui,

soit en France, soit à l'étranger, jouissent d'une certaine réputation, il est difficile de faire un choix, et les diverses monographies qui ont été publiées sur chacune d'elles, ne sont guère propres à éclairer le médecin et le malade qui veulent avoir une opinion fondée. En effet, à part certaines sources dont la spécificité est depuis longtemps constatée, la plupart des eaux minérales, préconisées quelquefois sans mesure dans ces monographies, semblent jouir de propriétés assez étendues pour guérir toutes les maladies que contiendrait le cadre nosologique le plus complet. Ensuite, à ne considérer que la composition purement chimique du plus grand nombre des sources, celles-ci ne diffèrent souvent entre elles que par quelques grammes ou quelques centigrammes de substances très-répandues dans la nature, et que nous ingérons chaque jour en bien plus grande quantité dans nos aliments. Aussi ne peut-on s'empêcher de douter, quand on voit les ouvrages spéciaux à chaque localité annoncer que des malades atteints d'affections fort différentes, sont assurés de trouver, dans l'usage de la source vantée, du soulagement, quelquefois même une guérison complète. Et cependant est-il permis de penser que tant de médecins honorables et distingués voudraient attacher leur nom à des réclames qui ne reposeraient pas sur des faits certains et bien observés ; et faut-il croire que tant de malades qui vont prendre les eaux, qui y retournent par reconnaissance, disent-ils, parce qu'ils leur doivent la santé, seraient tous dupes de leur crédulité et de leurs illusions ?

C'est pour éclairer cette question que M. le docteur J.-Ch. Herpin (de Metz) a consacré huit années à visiter les sources les plus renommées de la France, de l'Angleterre et de l'Allemagne, à recueillir des renseignements complets sur tout ce qui concerne la constitution physique et chimique des eaux minérales, à réunir des documents statistiques sur leur action et leur efficacité, sur les principaux établissements et leur administration, sur le nombre de personnes fréquentant les sources et sur les résultats obtenus. Tous ces travaux sont consignés dans un volume qui a pour titre : *Études médicales, scientifiques et statistiques, sur les principales sources d'eaux minérales de France, d'Angleterre et d'Allemagne.*

Dans le cours de l'année qui vient de s'écouler, M. le docteur Herpin qui, depuis longtemps, appartient à votre Société, à titre de membre correspondant, vous a fait hommage de cet ouvrage, dont je vais avoir l'honneur de vous entretenir.

Il ne sera pas facile, Messieurs, de vous faire une analyse à la fois complète et succincte de ce livre, qui n'est lui-même pour la plus grande partie qu'une espèce de résumé, dont presque tous les faits sont présentés sous forme de tableaux. Ceux-ci sont disposés de manière à permettre au lecteur de comparer entre elles les principales sources minérales sous leurs divers aspects, et surtout sous le rapport de leur composition chimique. Ainsi, pour chacune des substances dont l'analyse démontre la présence dans les eaux minérales, l'auteur a dressé un tableau où se trouve indiquée, dans un ordre décroissant, la proportion de cette matière existant dans chaque source et ramenée par le calcul à un poids uniforme. Ces tableaux sont accompagnés de développements sur l'action propre à chaque substance, et sur les modifications que sa présence doit apporter dans les effets que l'on attend de l'usage de l'eau minérale.

Voici, sous la forme la plus abrégée, les points principaux traités dans le volume qui nous occupe :

Distribution géographique des sources minérales d'Europe. — Eaux minérales de la France. — Classification par départements. — Aperçu géographique et géognostique des eaux minérales de la France. — Législation, administration et exploitation des établissements d'eaux thermales. — Climatologie. — Altitude. — Orientation. — Météorologie. — Étude des sources minérales en général. — Origine et produits solides des sources. — Température. — Volume d'eau fourni. — Propriétés physiques des eaux. — Éléments ou principes minéralisateurs. — Bases. — Potasse. — Soude. — Magnésie. — Chlore. — Chlorures. — Soufre. — Sulfates. — Sulfures. — Acide sulfhydrique. — Acide carbonique. — Carbonates. — Fer. — Arsenic. — Iode. — Brôme. — Gaz. — Substances organiques contenues dans les eaux. — Analyse chimique des eaux minérales. — Effets généraux des eaux minérales sur l'économie. — Action physique ou mécanique des eaux. — Action chimique ou médicamenteuse. — Action hygiènique. — Eaux sulfatées. — Chlorurées. — Carbonatées. — Sulfureuses. — Ferrugineuses. — Eaux carbogazeuses. — Eaux minérales légères. — Eaux minérales transportées. — Modification artificielle des eaux minérales. — Choix des eaux minérales.

Le volume renferme ensuite une série de huit tableaux comparatifs, dans lesquels les sources minérales sont classées d'après les analogies de leur composition et de leur thermalité. En regard du nom de chacune, on lit l'indication de la température de la source, de la quantité totale des principes fixes que contient l'eau minérale, et de la proportion des sels qui la caractérisent. Enfin, l'ouvrage est complété par deux grands tableaux synoptiques des principes médicamenteux ou éléments contenus dans un kilogramme des eaux minérales étudiées par l'auteur : le premier est consacré aux sources de la France, le second à celles de l'étranger.

En vous donnant, Messieurs, cette longue nomenclature, j'ai voulu vous faire jeter un coup d'œil sur l'ensemble de l'ouvrage, et sur le plan adopté par l'auteur; tout à l'heure je m'arrêterai sur quelques-uns de ses chapitres.

Dans l'examen auquel je me suis livré de l'œuvre de M. le docteur Herpin, j'ai beaucoup regretté, et j'ajouterai même que mon patriotisme local a souffert de ne pas trouver sur ses tableaux le nom de la source de Sermaize (1).

L'eau minérale de Sermaize, par ses propriétés bien constatées, par la facilité avec laquelle il est possible de s'y rendre de tous les points rapprochés du chemin de fer de l'Est, enfin par les dépenses modérées que son usage occasionne, est appelée à rendre d'éminents services aux malades de notre département et de ceux qui nous avoisinent. C'est pourquoi j'ai pensé qu'une notice sur cette source pouvait bien être insérée dans ce rapport et fixer un instant l'attention de la Société, et qu'en passant en revue les chapitres les plus importants de M. le docteur Herpin, il ne serait pas inutile d'indiquer la place que l'eau de Sermaize y aurait occupée si elle eut été comprise au nombre des sources qui ont fait le sujet des études de l'auteur.

---

(1) Sermaize est un bourg de plus de 2,000 mille habitants, situé sur la Saulx et la Lanne, à l'extrémité Sud-est du département de la Marne, dans l'arrondissement de Vitry-le-François, sur la lisière de la Meuse et tout près de la Haute-Marne. Sermaize, avec une station du chemin de fer de l'Est, se trouve à 26 kilomètres Est de Vitry-le-François, 56 kil. Sud-est de Châlons, 86 kil. d'Épernay, 98 kil. de Reims, 32 kil. Sud de Sainte-Ménehould, 22 kil. Ouest de Bar-le-Duc, 12 kil. Nord de Saint-Dizier et 232 kil. de Paris.

La connaissance des propriétés thérapeutiques de la source de Sermaize remonte à une époque fort éloignée. On dit qu'on a trouvé, dans les environs de la fontaine, des objets, des armes et même des médailles d'origine romaine. Dans un ouvrage sur les eaux minérales d'Attancourt et de Sermaize, publié en 1696 par Edme Baugier, médecin de Châlons, celles-ci, auxquelles l'auteur n'a consacré que quelques lignes, sont indiquées comme propres à combattre la gravelle et les coliques néphrétiques.

En 1805, l'eau de Sermaize a été analysée par MM. Tisset et Legrand, pharmaciens de Châlons et membres de cette Compagnie (1). Je crois devoir reproduire ici textuellement les conclusions de leur travail.

« CONCLUSIONS GÉNÉRALES :

» Il résulte de cette analyse que 12 pintes d'eau mi
» nérale de Sermaize, prises à la fontaine le 10 thermidor
» an XIII, ont fourni :

» 1º Sulfate de magnésie (2 gros 42 grains). 186 grains.
» 2º Sulfate de chaux.................... 54 grains.
» 3º Carbonate de chaux................ 8 grains.
» 4º Alumine.......................... 12 grains.
» 5º Fer..................... quantité inappréciable.

---

(1) L'analyse de MM. Tisset et Legrand a été imprimée, sur une demi feuille in-4º, chez Bouchard et Martin, imprimeurs de la Préfecture, place du Marché, à Châlons. Elle a été approuvée par le Jury médical du département de la Marne, composé alors de MM. Chaussier, professeur de l'École de Médecine de Paris, commissaire du gouvernement, président du Jury; Auger, docteur en médecine à Châlons; Navier, docteur en médecine à Reims; Dagonet et Tisset, pharmaciens à Châlons; Perreau et Siret, pharmaciens à Reims. Ce document est fort rare; le seul exemplaire que j'aie pu consulter appartient aux archives du département de la Marne.

» Ainsi chaque pinte contient :

» 1o Sulfate de magnésie............   15 grains 1/2.
» 2o Sulfate de chaux.............   4 grains 1/2.
» 3o Carbonate de chaux...........   2/3 de grain.
» 4o Alumine.....................   1 grain.
» 5o Fer..................quantité inappréciable.

      » Total............   21 grains 2/3.

Disons en passant qu'eu égard aux procédés analytiques qui étaient alors en usage, ces résultats sont fort remarquables.

Je dois à l'obligeance de M. le docteur Mosnier la communication d'une analyse des eaux de la source de Sermaize, faite le 25 juin 1818 par M. Lefébure, pharmacien major. Ce travail est inséré (1), dans le *Recueil de Mémoires de médecine, de chirurgie et de pharmacie militaires*, publié en 1822 par M. le docteur Fournier-Pescay, secrétaire du Conseil de santé.

Quoique cette analyse présente des différences avec la précédente et avec celles qui ont été faites depuis, j'en transcris ici les résultats :

« Acide carbonique libre, quantité indéterminée, mais » peu considérable.

» Fer oxydé.......................   4 grains.
» Carbonate de chaux...............   8 grains.
» Sulfate magnésien................   40 grains.
» Muriate magnésien................   20 grains.
    » Total des matières contenues dans

» 60 onces d'eau »....................   72 grains.

____

(1) T. XI. P 575.

Examinée à diverses reprises par le Jury médical de la Marne (1), la source de Sermaize a été, en 1851, le sujet d'une étude remarquable due à la collaboration de M. Calloud, pharmacien à Vitry, pour la partie chimique, et de notre collègue M. le docteur Chevillion pour la partie clinique.

Enfin, en 1852, elle a été de nouveau soumise à l'analyse chimique par M. Ossian Henry, membre de l'Académie de médecine et chef des travaux chimiques de cette assemblée (2).

Je mets en regard les résultats presque concordants auxquels sont arrivés MM. Calloud et Ossian Henry.

(1) Une commission nommée par M. Bourlon de Sarty, préfet de la Marne, et composée de MM. Prin, docteur en médecine, Leroux, Malval et Faure, pharmaciens, tous quatre membres du Jury médical, commission à laquelle s'était joint M. Calloud, pharmacien, fit à la source même, en 1844, une analyse qualitative de l'eau minérale de Sermaize. Cette analyse fut le point de départ du travail de M. Calloud.

(2) La notice de MM. Chevillion et Calloud et le mémoire de M. Ossian Henry n'existent pas à la Bibliothèque de la ville de Châlons, et je ne les ai pas trouvés non plus chez les libraires de Châlons et de Vitry. Je fais mes remerciments à M. le docteur Chevillion qui a bien voulu me confier ces deux ouvrages.

» Composition chimique de l'eau minérale de Sermaize.

» Eau carbonatée, calcaire, alcaline et ferrugineuse.

» Pour 1,000 *grammes* (1 litre).

» Analyse de M. Henry :	» Analyse de M. Calloud :
» Azote avec traces d'oxigène......*Indéter.*	» Azote et oxigène..........*Indéterminé.*
» Acide carbonique libre.......... *A peine.*	» Acide carbonique libre, pur. *Id.*
» Bi-carbonates. { de chaux...... 0,5700 / de magnésie... 0,0400 / de strontiane.. *Traces.* / de soude....... 0,0200	» Bi-carbonates.. { de chaux...... 0,4800 / de magnésie... 0,0077 / de strontiane... 0,0200
» Sulfates....... { de magnésie... 0,6800 / de soude.... } 0,1200 / de chaux... }	» Sulfates...... { de magnésie.... 0,7000 / de soude...... 0,0450 / de chaux...... 0,0850
» Chlorures..... { de calcium.. } 0,0400 / de magnésie. }	» Chlorure de magnésium 0,0100
» Iodure alcalin ou terreux....... *Sensible.*	» Iodure alcalin................ *Traces.*
» Silicates...... { d'alumine .. } 0,0500 / de chaux.... }	» Silice....................... 0,0100
» Oxide de fer crénaté. 0,0130	» Phosphate d'alumine........... *Traces.*
» Manganèse. .... *Fort sensible.*	» Oxide fer (carbonate ferreux). ... 0,0101
» Sel de potasse......... ...... *Indice.*	» Matière organique, environ....... 0.1100
» Matière organique, des traces.... *Indéter.*	
TOTAL........ 1g5330	TOTAL........ 1g5578

Revenons, Messieurs, à l'ouvrage de M. le docteur Herpin.

Je ne vous entretiendrai pas de la distribution géographique et géognostique des sources de la France. Une récente statistique en porte le nombre à 864, dont la majeure partie appartient au système des Pyrénées ou des montagnes centrales de l'Auvergne ou des Vosges. En 1852, 140 établissements, en y comprenant ceux des bains de mer, possédaient des médecins inspecteurs nommés par le gouvernement. Pour 92 établissements, le nombre des personnes qui en cette même année ont fait usage des eaux s'élève à 93,256. La ferme ou la régie des eaux a produit la somme de 959,438 fr. On évalue à 28,000,000 fr.

le mouvement de numéraire occasionné par la fréquentation des eaux, et à celle de 13,600,000 fr. la somme laissée dans les localités où des sources minérales sont exploitées.

Le département de la Marne figure dans le tableau général comme possédant 12 sources minérales. La statistique de M. Chalette en indique seulement 8, qui sont situées dans les localités suivantes : Ambonnay, Béru, Boursault, Hermonville, Reims, Rosnay, Sermaize et Vitry-le-François. Suivant le même auteur, 6 de ces sources contiennent du fer. Ces renseignements sont eux-mêmes extraits de la description topographique du département de la Marne, rédigée par la Société d'agriculture en l'an x, et publiée sous les auspices de M. de Jessaint, déjà préfet de la Marne.

La source de Sermaize émerge du terrain néocomien qui ne se rencontre qu'au Sud-est de notre département. Ce terrain est caractérisé par des argiles et des sables de diverses nuances, et par la présence du fer hydraté oolitique qui s'y trouve en quantité assez abondante pour pouvoir être exploité industriellement.

Dans le choix d'une source minérale, il n'est pas sans importance de tenir compte des diverses conditions climatologiques et météorologiques de la localité à laquelle on veut donner la préférence. La température moyenne et ses variations, le degré d'humidité ou de sécheresse, l'orientation, l'exposition, la direction dominante des vents, et surtout l'altitude doivent être étudiés avec attention.

La Marne, à son embouchure dans la Seine, est élevée de 31^m au-dessus du niveau de la mer. Cette élévation est de 69^m à Épernay, de 78^m à Châlons, de 92^m à Vitry, de 135^m à Saint-Dizier. A Sermaize, cette élévation est de 115^m dans le village ; la colline au Nord de la source, sur le versant de laquelle s'écoule l'eau minérale est à 152ᵐ au-dessus du niveau de la mer, et l'autre colline qui la domine au Sud est à 196ᵐ.

Le petit vallon dans lequel est située la fontaine de Sermaize est principalement ouvert aux vents de l'ouest ; quand la pluie y dure quelques jours, la température s'y abaisse considérablement, et l'atmosphère reste saturée d'humidité. Ces deux effets sont dus à la nature argileuse du sol qui retient avec force les eaux pluviales. Aussi je n'hésite pas à penser que c'est surtout dans les mois les plus chauds et les plus secs que cette source doit avoir le plus d'efficacité, et que la saison des eaux doit y commencer au plus tôt vers le 1ᵉʳ juin pour finir de bonne heure, c'est-à-dire dans les premiers jours de septembre. Ces conditions démontrent en outre la nécessité pour les malades de se pourvoir, même en été, de vêtements chauds dans lesquels la laine doit dominer, et de se munir de chaussures fortes et imperméables à l'humidité.

Quel que soit le point d'émergence des sources minérales, il n'est pas facile d'avoir des données positives sur leur origine, quoique leur composition chimique doive être en rapport avec la nature du terrain qu'elles traversent avant d'arriver à la surface du sol. Le degré de chaleur que possèdent quelques-unes d'entre elles permet de penser qu'elles doivent avoir parcouru des couches terrestres situées à une grande profondeur.

La différence de température qu'elles présentent les a fait diviser en deux classes : les eaux chaudes ou thermales, c'est-à-dire dont la température est plus élevée que celle du lieu d'où elles surgissent, et les eaux froides.

Pour quelques sources de la France, cette température s'élève beaucoup : elle est de + 81° à Chaudes-Aigues (Cantal) ; + 70° à Plombières (Vosges) ; + 63° à Luxeuil (Haute-

Saône); + 59° à Bourbonne-les-Bains (Haute-Marne). La source de Sermaize est froide ; sa température, en été comme en hiver, est de + 11°, 5 ; elle vient se placer entre l'eau de Pougues (Nièvre), qui marque + 12° et celle de Soultzbach (Haut-Rhin), qui marque + 10°. Il n'y a que les eaux de Saint-Pardoux (Allier) et celles de Forges (Seine-Inférieure), qui soient indiquées comme plus froides : toutes deux ne marquent que + 7°.

Le volume d'eau fourni par les sources présente de grandes différences ; pour quelques-unes il est très-considérable. Les sources d'Olette (Pyrénées-Orientales), versent en vingt-quatre heures 1,800 mètres cubes d'eau sulfureuse ; celles de Bourbon-l'Archambault (Allier), les surpassent encore, elles fournissent 2,400 mètres cubes. La source de Sermaize donne par jour 33,696 litres, et se place entre celle de Cusset (Allier), qui fournit 51,000 litres et celle de Forges qui donne 32,400 litres de liquide.

Ce volume d'eau fourni par la fontaine de Sermaize, qu'elle soit employée en bains, ou en boissons, pourrait alimenter un établissement important.

Cette eau entraîne en dissolution, dans les vingt-quatre heures, une proportion de matière saline qui est représentée par plus de 52 kilog., soit par année 19,160 kilog. Le poids de la matière saline que les eaux minérales amènent à la surface de la terre peut atteindre un chiffre énorme. A Carlsbad (Bohême), on a calculé que les sources produisent chaque année 8,000,000 kilogrammes de substances salines, dans lesquelles le sulfate de soude seul figure pour la moitié.

Les propriétés physiques des eaux minérales sont en rapport avec les éléments qui les caractérisent : leur odeur, leur saveur, les altérations qu'elles éprouvent à l'air dépendent de leur constitution chimique.

L'eau de Sermaize est incolore et inodore à sa sortie de la source, elle est fraîche et sa saveur très faiblement styptique et atramentaire n'inspire aucune répulsion. Examinée au-dessus du bassin d'où elle sort, elle présente à la surface une fort légère pellicule irisée, et elle laisse déposer en s'écoulant une trace très visible de substance ochracée.

La quantité de matière saline qu'elle contient par litre est de gr. 1,5578 suivant M. Calloud; de gr. 1,5330 suivant M. O. Henry. L'eau de la Méditerrannée renferme par kilogramme gr. 40 de sel; l'Océan gr. 34; la source d'Hauterive, à Vichy, contient gr. 8,85; celle de la Grande-Grille, dans la même localité, gr. 6,70; l'eau de Bourbonne-les-Bains gr. 8; l'eau de Soultzbach contient gr. 1,66; celle de Sermaize viendrait ensuite gr. 1,55; puis celle du Mont-Dore (Puy-de-Dôme), qui renferme gr. 1,52.

Le nombre des éléments minéralisateurs est assez grand; quelques-uns ne se rencontrent dans les eaux que par exception, d'autres figurent en diverses proportions dans toutes les analyses, et c'est à leur présence que l'on a toujours attribué les propriétés médicinales des sources. Parmi ces éléments on remarque des bases alcalines, terreuses ou métalliques, la soude, la magnésie, la chaux, l'oxyde de fer, l'oxyde de manganèse; des corps simples électro-négatifs, l'arsenic, le soufre, le chlore, l'iode; des acides, l'acide carbonique, l'acide sulfurique, l'acide sulfhydrique. Enfin, il faut y joindre l'existence bien constatée d'une matière organique qu'on retrouve dans la plupart des eaux minérales et qui a reçu les noms de glairine, barégine, sulfuraire. Suivant M. Henry, le fer qui existe dans la source de Sermaize, y serait en combinaison avec un acide organique, l'acide crénique.

L'orifice des sources est souvent tapissé de conferves ou

de plantes aquatiques; il en est de même de celle de Sermaize. Est-ce au contact de cette végétation et à une excrétion des plantes qu'il faut attribuer la substance organique que renferme l'eau?

Je ne puis, Messieurs, exposer en détail les développements intéressants auxquels s'est livré M. le docteur Herpin sur chacun des principes qui entrent dans la composition des sources minérales, soit pour faire connaître les propriétés physiques et chimiques de chacun d'eux, soit pour bien préciser leur rôle dans la constitution de l'eau et leur part d'influence sur l'économie et sur la santé. Cependant j'ai indiqué dans le tableau qui suit la place que ses éléments minéralisateurs eussent assignée à la source de Sermaize, si elle eut été comprise au nombre de celles sur lesquelles se sont portées les investigations de l'auteur.

TABLEAU indiquant la proportion des principes minéralisateurs de l'eau de Sermaize comparés avec ceux des sources de la France qui figurent sur les tableaux de M. le docteur Herpin (de Metz).

INDICATION DES TABLEAUX DE M. LE DOCTEUR HERPIN.	SOURCES PLUS RICHES.	SOURCE DE SERMAIZE.	SOURCES PLUS PAUVRES.
Température.	Pougues (Nièvre)............ 12°	11°,5	Soultzbach (Haut-Rhin)........ 10°
Volume d'eau fourni en 24 heures.	Cusset (Allier)........litr. 51,000	53,696	Forges (Seine-Inférieure). lit. 52,400
Poids total des substances salines.	Soultzbach............... gr. 1,66	(1)gr. 1,55	Mont-Dore (Puy-de-Dôme)....gr. 1,52
Sels sodiques, sulfates, chlorures, carbonat.	Saint-Pardoux (Allier)........ 0,065	0,0625	Seine..................... 0,062
Sels de magnésie, id. id. id....	Cambo (Basses-Pyrénées)....... 0,74	0,729	Allevard (Isère)............ 0,59
Sels calciques, id. id. id....	Cusset (hôpital)............. 0,66	0,62	Sail-sous-Couzan (Loire)....... 0,60
Sulfates de soude, de magnésie et de chaux réunis.	Balaruc (Hérault)........... 0,85	0,815	Vic-sur-Cère (Cantal)......... 0,74
Sulfate de soude.	Bagnères-de-Luchon (H.-Garonne). 0,063	0,052	Enghien (Seine-et-Oise)........ 0,050
Sulfate de magnésie.	Uriage (Isère).............. 1,24	0,69	Allevard.................... 0,52
Sulfate de chaux.	Eaux-Chaudes (Basses-Pyrénées). 0,103	0,072	La Bourboule (Puy-de-Dôme)... 0,046
Chlorures de sodium, de magnésium et de calcium réunis.	Evaux (Creuse)............... 0,18	• 0,025	» »
Chlorure de sodium.	» »		
Chlorure de magnésium.	Cusset (hôpital)............. 0,02	(2) 0,045	Camarès (Aveyron)............ 0,01
Chlorure de calcium.	Forges.................... 0,02	(3) 0,02	Camarès et Capvern(H.-Pyrénées). 0,01
Carbonates et bi-carbonates de soude, de magnésie et de chaux réunis.	Bilazai (Deux-Sèvres)......... 0,66	0,569	Soultz-les-Bains (Bas-Rhin)...... 0,45
Bi-carbonate de soude.	Saint-Pardoux............... 0,02	(4) 0,02	» »
Bi-carbonate de magnésie.	Saint-Pardoux............... 0,028	0,024	Bilazai.................... 0,024
Bi-carbonate de chaux.	Vichy (hôpital) [Allier]........ 0,57	0,525	Bourbon-l'Archambault (Allier).. 0,50
Soufre et sulfures.	» »	»	» »
Sels de fer.	Pougues.................... 0,020	(5) 0,0150	» »

(1) Les quantités qui sont portées dans le tableau sont la moyenne des deux analyses de MM. O. Henry et Calloud.
(2) Il y a une assez grande différence pour les chlorures dans les deux analyses.
(3) Moitié du double chlorure de magnésium et de calcium obtenu par M. O. Henry.
(4) Trouvé par M. O. Henry seul.
(5) Quantité obtenue par M. O. Henry.

M. le docteur Herpin appelle eaux carbogazeuses celles qui laissent échapper une certaine quantité d'acide carbonique libre, et dont ce gaz est l'élément caractéristique. Nous avons vu, pour l'eau de Sermaize, que les sels dont cet acide fait partie y existent à l'état de bicarbonate, et c'est à leur décomposition qu'on doit attribuer l'acide carbonique qui semble s'y trouver à l'état libre.

Il ne me paraît pas utile d'indiquer les applications thérapeutiques de l'eau Sermaize; elles ont été complètement exposées dans la notice de MM. Chevillion et Calloud. Ces applications se déduisent, d'ailleurs, de l'examen des principes minéralisateurs de la source, dans lesquels nous voyons figurer des bicarbonates de chaux, de magnésie, de soude, des sulfates, des chlorures des mêmes bases, un peu d'iodure alcalin, une quantité d'oxyde de fer minime, à la vérité, mais qui suffit pour donner à cette source les bienfaisantes propriétés de ce métal, lequel, suivant la belle expression de Boerhaave, renferme quelque chose de divin : *In ferro est aliquid divinum*. C'est en considération des éléments minéralisateurs qui la constituent, que M. Ossian Henry désigne l'eau minérale de Sermaize par le nom de : *Eau carbonatée ferrugineuse, alcalino-terreuse*. Peut-être, en tenant compte de la proportion des sulfates qu'elle renferme, eut-il été préférable de lui donner la désignation suivante : *Eau sulfatée, carbonatée ferrugineuse, alcalino-terreuse?* (1)

La source de Sermaize est appelée dans la contrée *Fontaine des Sarrasins;* elle est située à 1 kilomètre environ du village ; on y arrive, soit par une belle route qui

---

(1) Plusieurs traités de matière médicale, et notamment celui de Schwilgué, classent à tort la source de Sermaize parmi les eaux minérales ferrugineuses contenant du sulfate de fer.

monte vers le sommet de la colline d'où sort l'eau minérale, soit par un petit sentier longeant le ruisseau qui re-
çoit le trop plein de la fontaine. Le vallon presque entouré
de bois, dans lequel on se trouve, est un site des plus at-
trayants, et les différents points de vue qu'on découvre des
hauteurs environnantes offrent aux yeux le panorama le
plus varié et le plus agréable. Est-il besoin de faire remarquer que cette promenade obligée est pour la plupart
des malades une excellente condition.

Il y a quelques années, la source exposée à toutes les in-
tempéries, à toutes les souillures de l'atmosphère sortait
d'un bassin circulaire assez semblable à l'orifice d'un puits;
à quelque distance se trouvait un bâtiment en mauvais état
où les buveurs pouvaient se réfugier pendant le mauvais
temps. Aujourd'hui que la source est exploitée, la vieille
construction a disparu et la fontaine est abritée par un
pavillon élégant situé au milieu d'un jardin dessiné avec
goût. L'eau est captée au moyen de siphons qui vont la
prendre au fond du bassin près de son point d'émergence,
de sorte qu'au moment où les buveurs en font usage, elle
n'a point subi le contact de l'air. De chaque côté ont été
élevés deux bâtiments ; l'un, vers lequel s'écoule l'excédant
de la source, est pourvu de tous les appareils propres à
donner des bains ou des douches ; dans l'autre, se trouvent
des salles d'attente, des salons où les malades peuvent se
procurer la distraction de la lecture ou de la musique.

Malgré sa légère saveur, l'eau de Sermaize n'offre au
palais rien de désagréable ; sa limpidité, sa fraîcheur la
rendent appétissante, et l'on peut sans dégoût en boire
en peu de temps un volume considérable. Dans une ex-
ploration de cette source, faite l'année dernière avec mon
confrère et ami M. Regnauld, nous avons voulu voir
quelle quantité on pourrait prendre dans un espace de

temps limité. Pour ma part, pendant les cinq quarts d'heure environ que nous avons mis à visiter l'établissement et les jardins, j'ai pu boire, sans efforts et sans en être incommodé, treize verres d'eau, représentant à peu près quatre litres de liquide.

Quoique la source de Sermaize soit depuis longtemps fréquentée, et que dans ces dernières années on ait commencé à l'exploiter régulièrement, son existence est à peu près ignorée au-delà d'un rayon assez restreint. Mais j'ai la confiance que cet établissement prendra quelque jour plus de développement; il suffira que l'eau de Sermaize et ses bienfaisantes propriétés soient mieux connues et mieux appréciées. Je vous ai signalé brièvement les améliorations dont la fontaine et ses alentours ont été l'objet; le bourg de Sermaize s'est ressenti aussi de cette tendance vers le progrès : les rues y sont plus propres, les habitations mieux tenues. Il y a dix ans, les hôtels n'étaient encore que des auberges; aujourd'hui, ils offrent déjà plus de confortable, et il ne faudrait que peu d'efforts pour les mettre au niveau de ce qui existe dans des localités thermales plus renommées. Les habitants sont affables ; ils accueillent cordialement les étrangers. Les familles qui sont dans l'aisance ne craignent pas d'ouvrir leurs maisons aux malades et au besoin de les prendre en pension. Ajoutons que le séjour à Sermaize nécessite une dépense minime que peuvent supporter les positions de fortune même les plus modestes.

J'ai cru devoir entrer, Messieurs, dans tous ces détails sur la source minérale de Sermaize, parce que rien de ce qui peut intéresser une localité de notre département ne vous trouve indifférents. Je reprends l'examen de l'œuvre de M. le docteur Herpin.

Si l'on veut étudier les effets généraux que l'usage des

eaux minérales doit produire sur l'économie, il faut considérer leur action comme étant tout à la fois : 1º physique ou mécanique ; 2º chimique ou médicamenteuse ; 3º hygiénique.

Les eaux minérales sont administrées aux malades, soit à l'intérieur en boissons par l'estomac, ou en inhalations de gaz ou de vapeurs minérales par les organes de la respiration, soit à l'extérieur en bains par immersion, en douches, ou en bains de vapeurs (étuves). Dans ces conditions on doit en absorber une assez grande proportion, et cette quantité a été évaluée en moyenne à 2 kilogrammes par personne et par jour.

La fraîcheur de l'eau, sa pureté, les gaz qu'elle laisse échapper, la rendent agréable à boire et permettent d'en consommer beaucoup. Dans les sources thermales, la chaleur propre de l'eau ne s'oppose pas à ce qu'on en boive une quantité assez forte, et il est à remarquer qu'outre ses autres propriétés, cette température a pour effet d'empêcher le liquide de surcharger l'estomac, ce qui n'arriverait pas avec de l'eau ordinaire artificiellement chauffée. La saveur salée et l'odeur quelquefois sulfureuse de l'eau minérale ne sont pas des obstacles pour les malades qui s'y habituent facilement, surtout lorsque l'eau convenablement captée et soustraite au contact de l'air n'a subi encore aucune altération.

La température de l'eau, l'acide carbonique et les sels qui la minéralisent en facilitent singulièrement la digestion, tandis que le chlorure de sodium et le fer, qu'elle contient presque toujours, s'opposent à ce qu'elle exerce sur les organes une action trop débilitante : aussi est-on surpris des quantités quelquefois prodigieuses que certains buveurs peuvent ingérer.

Administrée à l'extérieur, et à une chaleur modérée,

l'eau thermale agit comme antiphlogistique et résolutive, elle humecte et imbibe les tissus, et pénètre par absorption à travers les pores de la peau : à une température plus élevée, son action est plutôt excitante, et elle produit sur toute la surface du corps une révulsion le plus souvent salutaire au malade.

Introduite dans le tube digestif, l'eau minérale est absorbée par les vaisseaux veineux. Sous la double influence de la température due à la thermalité, et de la moindre pression résultant d'une situation élevée au-dessus du niveau de la mer, le système vasculaire tout entier se trouve dans un état de dilatation qui rend sa pénétration plus facile, et favorise l'action des contractions du cœur. L'eau mélangée au sang le rend plus fluide, et peut arriver ainsi jusqu'aux organes les plus profonds et jusqu'aux vaisseaux les plus déliés. Dans ce parcours, elle dissout et entraîne les principes viciés ou morbides qu'elle rencontre sur son passage, et, reprise par les organes d'excrétion, elle les rejette au dehors, soit par des déjections alvines plus fréquentes, soit par des urines plus copieuses, soit enfin par une transpiration plus abondante.

Il faut remarquer que cette propriété dissolvante de l'eau minérale est considérée ici comme indépendante des principes chimiques qui la constituent, et c'est ce qui explique comment des eaux qui ne renferment que des quantités de sel presque insignifiantes guérissent des maladies de nature souvent opposée, et présentent des résultats aussi avantageux que des sources plus chargées de matières médicamenteuses, surtout lorsque ces eaux légères peuvent être prises facilement en quantité un peu considérable.

Je ne veux pas entrer dans la discussion à laquelle se livre l'auteur pour démontrer les effets dus à l'action purement physique, dynamique ou mécanique de l'eau minérale, action à laquelle, dit-il, on n'a pas attaché jusqu'ici une importance assez grande.

Mais il faut bien reconnaître aussi, et c'est d'ailleurs l'opinion de M. docteur Herpin, que l'influence propre aux principes chimiques ou médicamenteux contenus dans l'eau vient s'ajouter à l'action physique de ce liquide.

Quelque minimes que soient les quantités pondérables de matières dont la chimie démontre la présence dans une eau minérale, il est bien évident qu'entraînées avec celleci dans le torrent de la circulation, elles doivent avoir une action spéciale sur les organes avec lesquels elles sont mises en contact, et, qu'après un usage continué pendant quelque temps, les produits des secrétions devront en éprouver naturellement des changements sensibles. Il est facile d'ailleurs de constater ce fait : ainsi on retrouve dans le sang et dans les excrétions la trace des principes minéralisateurs des eaux. Quelques verres d'eau de Vichy pris à l'intérieur, un bain d'une démi-heure dans la même eau, suffisent pour exercer sur les liquides de l'économie une influence marquée, et pour les faire passer de l'état neutre ou acide à l'état alcalin. Par cette espèce d'opération chimique, les organes de secrétion et d'excrétion sont excités d'une manière particulière, et les produits de ces organes se trouvent aussi modifiés et améliorés.

Pour ne point donner trop de développement à ce rapport, je ne puis qu'esquisser en peu de mots les propriétés les plus saillantes, attribuées par M. le docteur Herpin à chaque groupe d'eaux minérales.

Les eaux sulfatées ont en général une action relâchante et même purgative; elles produisent sur la membrane muqueuse de l'estomac et des intestins une stimulation qui se manifeste surtout par des évacuations séreuses; elles possèdent la propriété de résoudre les engorgements des viscères abdominaux, et, tout en expulsant au dehors les principes morbides de l'économie, elles attirent vers l'intestin une sorte de fluxion dérivative, dont les salutaires effets se font sentir dans les maladies de la tête et de la poitrine.

L'action des eaux chlorurées se porte principalement sur le système lymphatique et glandulaire, et cette action est plutôt résolutive que purgative. C'est en augmentant la fluidité du sang, en s'opposant à la coagulation de la fibrine et de l'albumine, qu'elles pénétrent jusque dans les vaisseaux les plus tenus et qu'elles provoquent la résolution des engorgements lymphatiques; elles ont sur les membranes muqueuses une influence fortifiante qui modifie favorablement les secrétions, et par cette propriété elles activent et favorisent la digestion.

Les iodures, les brômures qui accompagnent ordinairement les chlorures augmentent la propriété résolutive de ces eaux, et leur donnent une vertu non contestée dans les maladies scrofuleuses.

Les eaux carbonatées qui sont caractérisées le plus ordinairement par des bicarbonates de soude, de chaux ou de magnésie, sont indiquées dans toutes les affections qui dépendent d'une quantité trop abondante d'acides dans l'économie. Leur action consiste à neutraliser ces acides et à favoriser leur élimination. Aussi sont-elles principalement propres à combattre la goutte, le rhumatisme, la gravelle, les scrofules et même la tuberculisation. Les eaux d'Ems (Nassau), celles du Mont-Dore, paraissent jouir contre cette dernière affection si redoutable, d'une réputation méritée. Les eaux carbonatées sont conseillées surtout lorsqu'on veut obtenir la dissolution des calculs, et dans ces circonstances leur usage est souvent utile. L'acide carbonique qu'elles recèlent, dégagé par les acides de l'organisme, agit sur les membranes muqueuses comme un léger stimulant qui favorise l'absorption et la digestion de l'eau minérale.

Les eaux sulfureuses doivent leurs propriétés à la présence de l'acide sulfhydrique libre, ou à celle d'un sulfure alcalin. L'action du soufre, dans ces deux cas, se manifeste par une excitation générale qui se fait sentir dans tout l'organisme. Mais cette stimulation plus rapidement produite dans le premier cas, surtout lorsqu'elle est due à une inhalation des vapeurs minérales, n'est pas moins efficace dans le second, que l'absorption se fasse par ingestion dans l'estomac ou par immersion. Cette excitation, lorsqu'elle est favorisée par la thermalité, a le plus souvent pour effet de faire affluer vers la muqueuse intestinale et vers la surface cutanée les produits viciés qui souillent l'économie, et d'en favoriser l'expulsion. Par cette influence elles modifient heureusement les affections particulières à la peau et elles en déterminent la guérison. Enfin elles sont souvent employées avec succès contre les les affections rhumatismales, arthritiques et rachitiques, et elles ont été préconisées pour combattre les intoxications mercurielles ou saturnines.

Les eaux sulfureuses sont presque toujours accompagnées d'une matière organique à laquelle on a donné les noms de glairine, barégine, sulfuraire, et dont les propriétés médicinales ne sont pas bien connues.

« Le fer, dit M. le docteur Herpin, est le quinquina du
» règne minéral ; c'est un des agents toniques, corrobo-
» rants et stomachiques par excellence ; c'est l'un des
» principes essentiels et constituants du sang lui-même ;
» il active la circulation ; il favorise la nutrition et l'assi-
» milation ; il améliore la qualité des fluides de l'écono-
» mie ; en un mot, il donne la force et la vie à tous nos
» organes. »

Ces propriétés si bien décrites du précieux métal montrent assez celles des eaux minérales dont le fer est l'élément caractéristique. De toutes les eaux ferrugineuses, les plus usitées sont celles où le fer est dissous par l'acide crénique, ou à la faveur d'un excès d'acide carbonique ; elles ont une vertu spéciale dans toutes les affections qui dépendent d'un état anémique ou chlorotique, et il est remarquable que les bons effets qu'elles produisent sont indépendants de la quantité de fer qu'elles introduisent dans l'économie. L'action de ce métal se porte surtout sur le sang ; c'est en modifiant la composition de ce fluide, en aidant à la multiplication des globules qu'il renferme, en augmentant sa plasticité, que le fer donne du ton, de la force à tous les organes débilités, et qu'il rend ainsi au malade l'énergie et la santé. Toutefois, à ces propriétés particulières au fer vient se joindre l'action des autres principes minéralisateurs qui l'accompagnent, et dans le choix d'une source ferrugineuse, il est indispensable de ne pas l'oublier.

Parmi les eaux minérales, il en est un assez grand nombre où les substances salines existent en très-minime quantité. M. le docteur Herpin appelle eaux minérales légères celles qui, par litre, ne donnent à l'analyse que 1 gramme de principes fixes. Les eaux de Néris (Allier), Bains (Voges), Aix (Bouches-du-Rhône), Dax (Landes), Plombières, figurent dans cette classe, et pourtant des faits nombreux de guérison attestent chaque année leur efficacité. Comme ces eaux sont peu chargées de principes minéralisateurs, leur action est plutôt physique et mécanique que chimique ; cette action est aussi plus fugace et moins persistante que celle des eaux plus riches en sels ; elles ne modifient pas profondément, comme celles-ci, la composition des fluides et des solides de l'organisme ; elles ont plutôt une propriété diluente et dissolvante. Prises à l'intérieur, elles ne provoquent guère d'évacuations alvines; c'est ordinairement sur l'appareil urinaire que se manifeste leur action, et c'est par cet organe qu'elles éliminent les principes viciés qu'elles font disparaître de l'économie. L'emploi de ces eaux est indiqué surtout contre les maladies gastro-intestinales, contre celles des membranes muqueuses ou du système glandulaire, et enfin contre les affections rhumatismales et goutteuses.

Ici M. le docteur Herpin exprime la pensée que les eaux minérales légères pourraient servir de véhicule à des principes salins plus actifs que l'on ajouterait à ces eaux. Plus loin, il conseille de modifier, suivant les circonstances, la composition des eaux naturelles, de manière à augmenter certaines de leurs propriétés et à leur en donner de nouvelles. ·

Je ne saurais partager cette opinion. Sans doute, un médecin éclairé pourra toujours, dans certains cas spéciaux, prescrire un traitement qui servira d'adjuvant ou de correctif à l'administration d'une eau minérale; mais ces occasions doivent être très-bornées. Presque tous les médecins qui s'occupent de la thérapeutique hydrominérale sont d'avis qu'il convient au contraire, lorsqu'on commence à prendre les eaux, de cesser toute espèce de traitement. La chimie pharmaceutique pourra produire des combinaisons bien calculées, des mélanges ingénieux qui approcheront de très-près de la composition d'une eau minérale; quel est le praticien qui pourra affirmer que la préparation artificielle remplacera complètement l'eau naturelle? Qui peut prévoir les modifications que l'addition d'un sel pourra faire naître dans l'agencement encore bien inconnu de tous les principes réunis qui constituent une eau minérale? Dans l'emploi de ces eaux, il ne faut pas craindre d'écouter les enseignements de la tradition et d'un empirisme éclairé, et il faut mettre une grande réserve dans la recherche des innovations. Car si la chimie, par ses analyses, constate la présence d'un certain nombre de principes actifs dans les eaux minérales, elle n'est pas encore arrivée à nous éclairer d'une manière absolue sur leur constitution intime. C'est pourquoi l'on peut bien appliquer à ces précieux agents cette formule : *sint ut sunt, aut non sint.*

Si j'ai pu différer un instant d'opinion avec M. le docteur Herpin, je me hâte d'ajouter que je partage entièrement ses idées sur l'emploi des eaux minérales loin de la source. Je reconnais que certaines eaux convenablement recueillies et conservées peuvent être administrées utilement comme des médicaments altérants ; mais elles n'ont sur l'économie qu'une action assez lente, et leur efficacité pour devenir sensible, exige un emploi longtemps prolongé. Un grand nombre d'ailleurs n'est pas susceptible de conservation. L'eau minérale de Sermaize, par exemple, quoique puisée avec les plus grandes précautions, est dans ce cas : le peu de fer qu'elle contient est précipité par l'acide tannique du bouchon de liège, et les sulfates, décomposés et réduits par la matière organique, lui font contracter en peu de temps une odeur et une saveur hépatiques très manifestes.

C'est donc à la source même qu'il faut aller prendre les eaux ; là aussi se réunissent toutes les conditions propres à rendre plus certaine leur action considérée au point de vue hygiénique.

L'air pur et salubre de la campagne ; l'influence d'une lumière vive au lieu d'appartements toujours fermés aux rayons du soleil ; les émanations balsamiques et résineuses des forêts remplaçant les miasmes putrides qui s'élèvent constamment du sein des villes populeuses ; des promenades à cheval ou à pied, qui favorisent l'assimilation et la transpiration ; un régime sain et fortifiant qui vient réparer les forces que le traitement enlève à l'organisme ; une vie calme et tranquille, loin du souci des affaires et des préoccupations ; un repos moral et intellectuel ; des distractions agréables, une société choisie que l'on aborde sans préventions et sans les mille petites rancunes cachées des relations ordinaires ; telles sont les circonstances accessoires qui s'ajoutent à l'action physique et médicamenteuse des eaux, et qui concourent à rendre si éminemment favorable à la santé le séjour dans les localités thermales.

Et puis ne faut-il pas admettre qu'une source minérale est une arme puissante entre les mains d'un praticien habitué depuis longues années à son emploi ? et, comme on apporte à suivre la direction qu'il indique, à écouter les conseils qu'il donne, une soumission plus complète qu'on ne le fait toujours chez soi avec son médecin ordinaire, on peut compter aussi sur un succès plus assuré. Cet ensemble de conditions permet de considérer le traitement hydrominéral comme prolongeant et pour ainsi dire rajeunissant la vie.

Ces bienfaisantes propriétés des thermes sont rendues plus évidentes encore par les résultats statistiques généraux du traitement des maladies par les eaux minérales. Les renseignements recueillis, tant en France qu'à l'étranger, par M. le docteur Herpin, démontrent que sur un nombre total de 17,748 malades, on trouve :

		P. CENT.
Guérisons immédiates ou consécutives.	5,270	27,96
Améliorations ou soulagement........	8,777	49,17
Guérisons et améliorations ensemble..	14,047	77,13
Résultats nuls......................	3,701	22,87
TOTAL.........	17,748	

J'arrive enfin, Messieurs, au terme de mon travail. Pendant que je vous entretenais des propriétés thérapeutiques des principaux groupes d'eaux minérales, vous avez dû prévoir que ces classifications ne peuvent avoir rien d'absolu. Ainsi des eaux, qui sont caractérisées par des sulfates de soude ou de magnésie, pourront bien renfermer encore des carbonates, des bicarbonates ou des chlorures des mêmes bases; on pourra y reconnaître l'existence d'un peu de fer ou d'un sulfure alcalin, et il est bien certain que, dans l'appréciation de leur mode d'action probable, dans le choix qu'on voudra faire d'une eau minérale, il faudra tenir compte de la présence de tous ces éléments. Or, ce qui fait à mes yeux le principal mérite de l'ouvrage de M. Herpin, c'est que l'étude qu'il a faite des propriétés spéciales à chaque principe minéralisateur et ensuite à chaque groupe d'eaux minérales, et les nombreux tableaux qu'il a intercalés dans son ouvrage, rendent ce choix et cette appréciation faciles, et pour les gens de l'art, et pour les gens du monde.

Si je me suis plu à vous faire, Messieurs, une analyse peut-être un peu trop longue du livre de M. le docteur Herpin, c'est que les notions qu'il expose peuvent trouver chaque jour leur application, et que j'aurais voulu pouvoir les indiquer toutes. Pour réunir tant de faits, tant de chiffres, il a fallu une somme considérable de recherches, et il n'a pas fallu moins de travail pour les coordonner et les résumer dans un cadre aussi resserré.

Les généralités sur les eaux minérales, les détails sur leur exploitation, les notions relatives à la géologie, à la climatologie et à la thermalité des sources, l'étude des effets généraux des eaux minérales, et surtout de leur action physique, la critique de l'emploi des eaux transportées, voilà les chapitres sur lesquels l'attention du lecteur s'arrêtera avec le plus de plaisir.

Ceux de nos collègues qui pratiquent une des branches de l'art de guérir auront la satisfaction de puiser dans cet ouvrage une foule de renseignements utiles et indispensables à leur profession ; les autres, entraînés par le style plein de chaleur dont s'est servi l'auteur et par l'intérêt qu'il a su répandre sur toutes les parties de son œuvre, n'éprouveront pas moins de jouissance à sa lecture. Ceux qui doutent encore de l'efficacité des eaux reconnaîtront combien sont puissantes les ressources de la thérapeutique hydrominérale; tous pourront répéter avec l'auteur cette citation empruntée à M. le docteur Patissier : « *Les eaux* » *guérissent quelquefois, soulagent souvent, consolent* » *toujours.* »

www.ingramcontent.com/pod-product-compliance
Ingram Content Group UK Ltd.
Pitfield, Milton Keynes, MK11 3LW, UK
UKHW021028120726
13693UKWH00005B/2263